NOTICE

SUR LE

TRAITEMENT MAGNÉTIQUE

DES

MALADIES NERVEUSES

PAR

A. CANELLE

Professeur de Magnétisme pratique

Lauréat du Jury magnétique
et du Dispensaire de la Société de Magnetisme de Paris,
ancien Bibliothécaire-Archiviste et Trésorier de cette même Société,
ancien Membre titulaire et honoraire des Sociétés
du Mesmerisme et de Magnétisme
de Paris

FONDATEUR ET DIRECTEUR DU DISPENSAIRE MAGNÉTIQUE
CRÉÉ EN 1862

Cette Brochure est envoyée gratuitement sur demande affranchie

PARIS
CHEZ L'AUTEUR, 23, RUE GODOT-DE-MAUROI
AU PREMIER ÉTAGE

1869

AVIS

M. Canelle est visible tous les jours, de une heure à deux heures, pour les personnes qui désireraient s'entendre sur un traitement particulier à suivre soit chez lui ou à leur domicile, ou pour tous autres renseignements.

Les personnes qui auraient le désir d'assister à des soirées expérimentales de magnétisme, sont priées d'en faire la demande, verbalement ou par lettre, à M. Canelle, 23, rue Godot-de-Mauroi.

Ces soirées sont gratuites.

Les lettres non affranchies sont refusées.

TRAITEMENT SPÉCIAL

DES

MALADIES NERVEUSES

ÉPILEPSIE, SURTOUT ESSENTIELLE
HYSTÉRIE
CATALEPSIE
CHORÉE (DANSE DE SAINT-GUY)
HYPOCHONDRIE
MONOMANIE
AFFECTIONS MENTALES DIVERSES
RHUMATISMES DIVERS, SURTOUT ARTICULAIRES
PARALYSIES PAR CONGESTION
GASTRALGIE
NÉVRALGIES CHLOROTIQUES
MIGRAINES
ENTORSES — ETC., ETC.

PAR LE MAGNÉTISME

AVEC LE CONCOURS DE PLUSIEURS MÉDECINS

PAR

A. CANELLE

Professeur de magnétisme pratique

Paris

23, rue Godot-de-Mauroi, au premier étage

1869

PARIS. — TYP. ÉMILE VOITELAIN ET Ce

61, RUE J.-J.-ROUSSEAU, 61

DU MAGNÉTISME ANIMAL (1)

La vérité doit être l'idole de celui qui étudie les sciences avec quelque élévation philosophique.

Nous nous proposons donc de dire ce que nous croyons être la vérité, c'est-à-dire ce que nous ont appris nos sens, ce que nous avons vu et entendu; nous ne prétendons imposer notre croyance à qui que ce soit. Nous n'exigeons pas qu'on nous croie :

(1) M. le docteur Rostan a rédigé, pour la première édition du *Dictionnaire de médecine* en 21 volumes, l'article *Magnétisme* qui, très-remarqué à cette époque, fut reproduit en 1864 par *l'Union magnétique*, avec l'autorisation expresse de l'auteur : témoignage d'une constance d'opinions qui ne s'est jamais démentie.

Nous avons cru ne pas pouvoir faire mieux, nous aussi, que de reproduire une grande partie de l'article du savant organicien :

Professeur de pathologie à l'Académie de médecine de Paris.

Membre de l'Académie de médecine, et célèbre entre tous pour ses études sur le cerveau, ses fonctions et ses maladies.

C'est, selon nous, l'exposé à la fois le plus clair, le plus simple et le plus scientifique de l'ordre de faits qui constitue la base de nos études.

ce que nous allons écrire est trop singulier, trop inouï ; mais nous désirons qu'on examine. Que celui qui voudra nier descende dans sa conscience et se demande s'il a répété les expériences, s'il les a faites assez nombreuses, avec assez de soin, dans le véritable dessein de s'instruire. S'il se trouve dans ces conditions, il est en droit de juger. Jusque-là, qu'il s'en abstienne ; il n'est pas compétent. Je ne dicte pas mon opinion, j'en appelle aux sens et à la bonne foi des lecteurs. Voyez par vous-même, vous ne pourrez croire que lorsque vous aurez vu.

Ce qui m'est arrivé m'a convaincu que rien n'est plus contraire à l'avancement des sciences que l'incrédulité. Qu'un homme, après de laborieuses recherches, après avoir observé avec sévérité, précision et exactitude un grand nombre de faits, établisse une vérité nouvelle, porte la lumière sur des points obscurs d'une science, soudain un critique s'écriera : *C'est faux ; je ne crois pas cela ; cela n'est pas possible ; cela n'est pas conforme à ce que j'ai vu, à ce que j'ai appris jusqu'à ce jour*, et la troupe moutonnière, jalouse de n'avoir pas fait la découverte, répétera : *C'est faux*, etc. L'auteur en sera pour ses travaux, trop heureux si on ne le fait pas passer pour un homme à paradoxes, et la science restera stationnaire, si elle ne recule. J'ai toujours remarqué que c'étaient les gens les plus ignorants dans une science qui y croyaient le moins; et certes il n'en peut être autrement. Ce ne sera pas celui qui aura vu un grand nombre de faits, qui les aura examinés, vérifiés, qui les niera; ce sera celui qui ne se sera pas donné la peine de les voir.

Le doute seul, le doute qui consiste à ne croire ou à ne nier que lorsqu'on aura vu, examiné, appliqué ses sens ; le doute est le caractère du philosophe, la cause de toute connaissance positive, de tout progrès dans les sciences. Un fait nouveau est-il avancé? il ne faut pas dire *Je le crois*, ou *Je ne le crois pas :* un bon esprit n'a pas plus de raison pour l'un que pour l'autre; mais il doit dire *Je le croirai lorsque je l'aurai vu.* C'est faute d'avoir été animé de cet esprit philosophique que les plus grandes vérités ont trouvé tant d'obstacles à s'établir; qu'elles ont été le but de sarcasmes injurieux, de railleries piquantes, de dénégations outrageantes, et que l'humanité est longtemps restée privée des bienfaits qu'elle pouvait en recueillir.

Phénomènes physiologiques du magnétisme

S'il s'agissait d'accumuler ici des autorités pour établir l'existence des faits que nous allons exposer, il s'en présenterait d'imposantes et de graves; mais les autorités ne peuvent jamais être que les suppléments des faits et de la raison ; et nous n'en citerions aucune si, aux yeux de beaucoup de gens, les autorités n'avaient encore plus de poids que les faits eux-mêmes. Il peut donc être utile au sujet que nous traitons, d'exposer l'opinion de savants illustres dont le témoignage ne sera suspect à personne.

M. Cuvier (*Leçons d'anatomie comparée*, tome II, page 117, 9e leçon) s'exprime ainsi qu'il suit : « Il faut avouer qu'il est très-difficile, dans les expériences qui l'ont pour objet (l'action que les systèmes nerveux de deux individus différents peuvent exercer l'un sur l'autre), de distinguer l'effet de l'imagination de la personne mise en expérience d'avec l'effet physique produit par la personne qui agit sur elle... Cependant les effets obtenus par des personnes déjà sans connaissance avant que l'opération commençât ; ceux qui ont lieu sur d'autres personnes, après que l'opération même leur a fait perdre connaissance, et ceux que présentent les animaux, ne permettent guère de douter que la proximité de deux corps animés dans certaine position et certains mouvements, *n'ait un effet réel* indépendant de toute participation de l'imagination d'un des deux. Il paraît assez clairement aussi, que ces effets sont dus à une communication quelconque, qui s'établit entre leur système nerveux. »

Et M. de la Place, autorité non moins respectable, dans son ouvrage intitulé *Théorie analytique du calcul des probabilités*, dit, page 358 : « Les phénomènes singuliers qui résultent de l'extrême sensibilité des nerfs dans quelques individus, ont donné naissance à diverses opinions sur l'existence d'un nouvel agent que l'on a nommé *magnétisme animal. Il est naturel de penser que l'action de ces causes est très-faible, et peut être facilement troublée par un grand nombre de circonstances accidentelles : ainsi, de ce que dans plusieurs cas elle ne s'est point manifestée, on ne doit pas conclure qu'elle n'existe jamais.* Nous sommes si éloignés de connaître tous les agents de la nature et leurs divers modes d'action, qu'il serait peu philosophique de nier l'existence des phénomènes, uniquement parce qu'ils sont inexplicables dans l'état actuel de nos connaissances. »

Je pense aussi qu'on doit regarder comme méritant la plus grande considération les ouvrages publiés par des personnes dont les lumières et dont la véracité sont incontestables. Qui osera taxer de mensonge les écrits de l'honorable M. Deleuze ? Mais je suppose qu'il s'en soit laissé imposer quelquefois ; est-il possible qu'il ait été trompé sur tous les faits qu'il cite ? Le docteur Pététin, dont on a condamné les écrits sans les avoir lus, dans ses *Histoires de cataleptiques*, n'a-t-il pas imprimé des faits plus surprenants que ceux qu'on obtient par le magnétisme, et dans quels minutieux détails, tous portant l'empreinte de la candeur et de la vérité, n'est-il pas entré ? Quel homme assez stupide pourrait perdre son temps à écrire de pareilles fables ? Comme tout se suit, comme tout est motivé, comme il arrive naturellement de phénomène en phénomène, de surprise en surprise ! Qui de nous n'aurait pas éprouvé les mêmes impressions en découvrant les mêmes effets?

Enfin, pour ne pas parler d'une foule d'auteurs recommandables dont on a révoqué le témoignage, notre confrère et ami M. Georget, dont le pyrrhonisme ne peut être suspect, n'a-t-il pas cru devoir se mettre au-dessus de misérables considérations pour publier ce que l'expérience lui avait appris? et je puis affirmer que ce qu'il a publié je l'ai vu; il m'en a plusieurs fois rendu le témoin. Plusieurs de ses expériences ont eu lieu chez moi. Nous n'avions d'autre but l'un et l'autre que celui de nous instruire. Nous apportions tous deux un esprit de doute et de recherche. Quel intérêt pouvait avoir M. Georget à publier les résultats de ses observations? et quel intérêt pouvons-nous avoir aujourd'hui à le soutenir? Si nous croyions qu'il eût été dupe, voudrions-nous partager un pareil reproche? et s'il était un fourbe, pourrions-nous assumer une semblable complicité?

M. le docteur Bertrand a aussi publié un ouvrage, où l'on trouve beaucoup de philosophie, sur les diverses espèces de somnambulisme : comment se fait-il que tant de gens, qui ne sont ni des idiots ni des imposteurs, se soient plus à attester les mêmes phénomènes?

THÉORIE DU MAGNÉTISME

ou

HYPOTHÈSE PROPRE A EXPLIQUER SES PHÉNOMÈNES

Il n'y a rien de merveilleux dans le magnétisme. C'est un phénomène naturel, encore inaperçu, inouï pour plusieurs, et voilà tout. Il n'y a de merveilles, de miracles que pour les sots. Plus les peuples sont simples et grossiers, et plus il y a de miracles, parce que, ignorant la plupart des phénomènes de la nature, il y a un plus grand nombre de faits qui échappent à leur connaissance, et leur paraissent opposés à ses lois : plus les peuples s'instruisent, plus leurs connaissances s'étendent, et moins il existe de faits qui les surprennent. Lorsqu'ils en rencontrent de nouveaux, ils ne s'étonnent pas, ils ne crient pas au miracle, ils ne les nient même pas; mais ils les étudient et les rapprochent d'autres faits analogues déjà connus. Ainsi s'accroît, par des anneaux successifs, la chaîne des connaissances humaines. Il est à remarquer que tout ce qui est nouveau, et surtout inaccoutumé, excite en nous le rire, le mépris, ou l'étonnement. Le sage ne doit ni mépriser, ni s'étonner; il doit examiner. Certes, les faits que nous avons exposés, et qui depuis longtemps ont été vus, observés et décrits par les gens les plus estimables, ne devraient pas exciter l'hilarité des prétendus savants; mais je suppose qu'enfin notre pyrrhonisme, en toute chose bien connu, notre opinion, porte quelque physiologiste à s'occuper avec bonne foi du sujet que nous traitons, devra-t-il s'étonner de ce qu'il observera? Non, sans doute, à moins qu'il ne s'étonne de la plupart des phénomènes de la nature, tout au moins aussi surprenants que ceux du magnétisme animal. Certes, la lumière parcourant quatre millions de lieues par minute, nous donnant la faculté de reconnaître l'existence d'objets placés à plusieurs milliards de lieues de nous, et cela dans un instant; faisant pénétrer le spectacle de l'immensité, de la nature entière par une ouverture de la grandeur d'une tête d'épingle (la pupille), est un miracle bien autrement surprenant que l'influence d'un individu sur un autre à la distance de quelques pieds. L'attraction régissant l'univers, dont le génie de Newton développa les lois, l'attraction se faisant sentir sans intermédiaire à des distances énormes d'un astre à un autre, maintenant ainsi dans l'espace et réglant dans leur cours invariable les globes célestes, n'est-elle pas encore une merveille bien autrement surprenante? et cependant qui fait attention à la magie de la lumière et de l'attraction? A peine quelques savants s'en occupent-ils, le reste des hommes jouit de leurs bienfaits sans s'en étonner et même sans y songer. Pourquoi? Parce que ce sont des choses habituelles.

Il est téméraire, il est même insensé de vouloir

imposer des bornes à la puissance de la nature. Quand on crie au miracle, il semble que ses lois aient été violées par une cause extraordinaire. Et d'abord, connaît-on assez sa puissance immense pour savoir à quel point elle doit s'arrêter? Voltaire a dit : « *Toutes les fois que vous entendrez raconter un fait qui ne sera pas en harmonie avec les lois de l'univers, doutez; lorsque ce fait sera ouvertement en opposition avec ces lois, dites hautement que ce fait est faux.* » J'oserai n'être pas de l'avis de ce grand homme, je dirai : Doutez encore. Sait-on, en effet, ce qui est ou ce qui n'est pas contraire à la marche de la nature? Il faut donc, dans tous les cas, s'assurer d'abord de la réalité du fait, ensuite l'étudier, et le rattacher, autant que l'état actuel des sciences peut le permettre, aux objets analogues déjà connus et classés.

Voyons donc si nous pouvons nous rendre, jusqu'à un certain point, raison des effets inouïs du magnétisme.

Nous pensons que *tous ces phénomènes appartiennent au système nerveux*, dont toutes les fonctions ne nous étaient point encore parfaitement connues ; que *c'est à une modification, à une extension de ce système et de ses propriétés qu'on doit attribuer les effets dont nous parlons.*

Dans l'état actuel de la science, tout porte à considérer le cerveau comme un organe sécrétant une substance particulière dont la propriété principale est de transmettre ou de recevoir le vouloir et le sentir. Cette substance, quelle qu'elle soit, paraît circuler dans des nerfs dont les uns sont consacrés au mouvement (à la volonté), ceux-là partent de l'encéphale ou de ses dépendances, et vont se rendre aux extrémités; les autres au sentiment, ceux-ci vont se rendre à l'encéphale. Les premiers sont actifs, et les seconds passifs. On peut aujourd'hui regarder ces propositions comme démontrées. Lorsque je veux mouvoir un membre, mon cerveau envoie au muscle destiné à exécuter ce mouvement une certaine quantité d'agent nerveux qui détermine la contraction musculaire : cette transmission se fait au moyen d'un nerf que l'anatomie démontre; et si je coupe, ou si je lie ce nerf, il me devient impossible d'exécuter ce mouvement, il y a paralysie. Le même phénomène a lieu pour les nerfs du sentiment; si on les détruit, la sensibilité est anéantie dans la partie d'où ils procèdent. Ces faits, connus de temps immémorial, sont incontestables et généralement adoptés.

Mais de quelle nature est cet agent? Les travaux récents de MM. Prévost et Dumas portent à croire que cet agent a la plus grande analogie avec le fluide électrique. Ces physiologistes ont démontré que la contraction musculaire était le résultat d'une véritable commotion électrique; ils se proposent de suivre et de multiplier leurs expériences. Notre célèbre et malheureux ami, le professeur Béclard, nous a souvent entretenu d'expériences curieuses qu'il faisait à ce sujet, lorsqu'une mort prématurée vint l'enlever à la science qu'il cultivait avec tant d'éclat : il nous a dit qu'ayant mis à nu et coupé un nerf d'un assez gros volume sur un animal vivant, il avait fait souvent dévier le pôle de l'aiguille aimantée, en mettant en rapport ce nerf et cette aiguille. Mais personne n'ignore que le galvanisme, substitué à l'influence nerveuse, fait contracter les muscles qu'on soumet à son action. Tout le monde sait qu'on parvient à faire entrer en mouvement les muscles d'un animal mort récemment, en mettant en rapport les muscles qui s'y rendent et une pièce métallique. L'on sait comment Galvani et Volta virent et prouvèrent l'existence d'un fluide particulier, que plus tard on a reconnu pour être le même que l'électricité. L'on sait aussi que certains animaux ont la singulière propriété de sécréter, au moyen d'un appareil que la nature a disposé pour cela, une grande quantité de fluide électrique, avec lequel ils donnent à volonté de fortes commotions; commotions quelquefois si violentes, qu'elles peuvent tuer, à une certaine distance, d'autres poissons, ou même des hommes. Le *torpedo narke*, le *torpedo unimaculata*, *marmorata*, *Galvanii*, le gymnote électrique, le *silurus electricus*, le *tetatraodon electricus* et beaucoup d'autres, possèdent cette singulière faculté. On est parvenu à apprécier la quantité et la qualité de leur fluide électrique au moyen d'électroscopes et d'électromètres très-sensibles; bien plus, on a chargé des appareils électriques, et obtenu des étincelles. Les batteries de ces divers animaux sont disposées d'une manière analogue aux cuves galvaniques; elles sont composées de cellules, de tubes de diverses formes, contenant un fluide gélatineux, et sont pourvues d'une multitude considérable de nerfs, venant en général de la huitième paire cérébrale. (Humboldt, *Obs. zoolog.*, t. I, p. 49.) On s'est assuré que ce fluide était sécrété par le cerveau de ces animaux, puisqu'en enlevant celui-ci, ou les nerfs qui se rendent à l'appareil, on anéantissait les effets électriques ; ce qui n'avait pas lieu en enlevant les organes de la circulation qui apportent le sang dans ces batteries. Ainsi il est bien démontré que dans quelques animaux le cerveau sécrète du fluide électrique; que la contraction musculaire peut avoir lieu par un excitant électrique, etc.; considérations qui nous font fortement présumer que l'agent nerveux est du fluide électrique, ou un fluide ayant avec celui-ci la plus grande analogie. Si les expériences du docteur Pététin sont exactes, tout rapport était interrompu lorsqu'il interposait un corps isolant entre lui et ses cataleptiques. Celles-ci cessaient alors de distinguer la saveur, l'odeur, la couleur des objets présentés à leur épigastre; mais n'ayant pas répété ces expériences, je ne me permettrai pas de les affirmer ni de les infirmer. Si on pouvait les vérifier, ce serait une preuve de plus que l'agent nerveux est de nature électrique. Nous passons sous silence les preuves qu'on pourrait tirer de l'acupuncture et du perkinisme.

Quoi qu'il en soit de ces probabilités, qui, selon nous, sont puissantes, nous admettrons la circulation d'un agent quelconque, mais cet agent ne s'arrête pas aux muscles ou à la peau, il s'élance encore au dehors avec une certaine force, une certaine énergie, et forme ainsi une véritable atmosphère nerveuse, une sphère d'activité absolument semblable à celle des corps électrisés. Cette opinion est celle des plus habiles physiologistes : Reil (*Excreitacio anatomica*, fasc. 1, *de structurâ nervorum*, etc.); Autenrieth (*Physiologie*, § 1031); M. de Humboldt, etc. Dès lors tout nous semble susceptible d'une explication plausible. *L'atmosphère nerveuse active du magnétiseur se mêle, se met en rapport avec l'atmosphère nerveuse passive de la personne magnétisée;* celle-ci en est influencée au point que l'attention et toutes les facultés des sens externes se trouvent abolies momentanément, et que les impressions intérieures et celles que communique celui qui magnétise se rendent au cerveau par une autre voie. Cet agent nerveux jouit, comme le calorique, de la faculté de pénétrer les corps solides, propriété qui, sans doute, a des bornes; mais qui explique comment les somnambules sont influencés à travers les cloisons, les portes, etc., et aussi comment ils perçoivent les qualités sapides, odorantes ou autres, à travers certains corps qui, dans l'état ordinaire, ne se laissent pas pénétrer par ces molécules. Les faits multipliés qui prouvent d'une manière irrécusable qu'on peut magnétiser à travers des corps solides, et que la présence de ces corps n'empêche pas la clairvoyance, force bien à admettre que l'agent nerveux ou magnétique doit passer à travers des corps. *Ceci n'est pas plus étonnant que la lumière traversant les corps diaphanes, l'électricité traversant les corps conducteurs, et le calorique pénétrant tous les corps.* Le mélange de ces deux atmosphères nerveuses rend très-bien raison de la communication des désirs, de la volonté, des pensées même de celui qui magnétise avec la personne magnétisée. Ces désirs, cette volonté, étant des actions du cerveau, celui-ci les transmet, au moyen des nerfs, jusqu'à la périphérie du corps et au delà; et lorsque les deux atmosphères nerveuses viennent à se rencontrer, elles s'identifient au point de n'en former qu'une seule. Les deux individus n'en forment qu'un, ils sentent et pensent ensemble; mais l'un est toujours sous la dépendance de l'autre.

Dans cet aperçu, nous n'avons peut-être pas dévoilé le vrai mécanisme des effets magnétiques; mais nous pensons que, sans nous éloigner beaucoup des faits physiologiques et physiques généralement adoptés, notre hypothèse explique d'une manière assez satisfaisante la production de ces effets. Au reste, nous ne prétendons pas que cette explication nous appartienne entièrement; elle a déjà dû se présenter à d'autres comme elle s'est offerte à nous, quoique nous l'ignorions; nous ne la donnons pas comme nôtre, mais comme assez naturelle.

La théorie de l'émanation explique aussi d'une manière assez satisfaisante les influences thérapeutiques que peuvent exercer des magnétiseurs sains et robustes, etc.

Effets thérapeutiques du magnétisme

Ils étaient bien peu médecins, peu physiologistes et peu philosophes, ceux qui ont nié que le magnétisme pût avoir des effets thérapeutiques. Ne suffit-il pas que le magnétisme détermine des changements dans l'organisme, pour conclure rigoureusement qu'il peut jouir de quelque puissance dans la cure des maladies? *Dès le moment qu'une substance produit un changement quelconque dans l'économie animale, il est impossible de ne pas reconnaître qu'elle agit; et, dès qu'elle agit, il faudrait être bien téméraire pour conclure à priori qu'elle ne peut jamais être utile.* Il n'y a de substances vraiment sans action thérapeutique que celles qui ne produisent aucun effet : toutes celles qui font subir à notre organisation quelque changement, si faible que vous le supposiez, peuvent devenir utiles dans certaines circonstances. Plus une substance agit énergiquement, et plus son utilité thérapeutique pourra être grande. Ce n'est que dans les poisons énergiques qu'on trouve ce qu'on nomme des médicaments héroïques; seulement il faut observer, découvrir et déterminer les cas où la substance qu'on veut employer peut être avantageuse. Mais affirmer qu'une substance qui agit n'est pas et ne peut jamais devenir utile, c'est le propos d'un insensé. Pour qu'elle devienne utile, il faut étudier son genre d'action sur l'économie, tâcher d'apprécier au juste la nature des changements qu'elle produit; ensuite, ayant une connaissance approfondie des maladies, de leurs causes et de leur nature, on pourra apprécier dans quels cas le moyen qu'on étudie convient, et par des expériences sages on arrivera à quelque résultat utile.

Je ne pense pas qu'on puisse nier maintenant qu'il existe des phénomènes singuliers auxquels on doive donner le nom de magnétisme animal. Ainsi que nous l'avons annoncé par notre définition, ces phénomènes paraissent dépendre d'un état particulier du cerveau : eh bien! si par le moyen des pratiques magnétiques, ou toutes autres de nature analogue, vous pouvez jeter à volonté le cerveau et tout le système nerveux dans cet état, douterez-vous un seul instant que vous ne puissiez obtenir des effets plus ou moins marqués et plus ou moins heureux sur la santé? Non, sans doute, je ne pense pas que le désir de nier et de faire parade de son incrédulité puisse aller jusque-là. Il faudrait méconnaître l'influence immense du cerveau et de ses dépendances sur tout l'organisme ; il faudrait ignorer que dans l'homme tout vit par le cerveau et pour le cerveau ; qu'il n'est pas une de nos molécules qui ne soit pénétrée par quelqu'une de ses ramifications, pour oser nier qu'en modifiant cet organe comme on le fait par le magnétisme, il ne doive survenir des changements fort remarquables dans nos organes.

Nous avons traité, dans notre second volume de l'*Hygiène*, de l'influence de l'encéphale sur les viscères de la vie organique, et réciproquement de l'influence de ces viscères sur le cerveau. Nous croyons avoir exposé clairement ce sujet obscur. Lorsqu'on parlait, naguère encore, de l'influence du moral sur le physique, on ne savait trop ce qu'on voulait dire. On citait bien de nombreux exemples d'influences des passions ; chacun convenait que le chagrin, l'ambition, la peur, l'amour, etc., opéraient des changements profonds dans l'organisme, changements plus ou moins prompts ; mais on ne voyait pas ou l'on ne voulait pas voir comment le *moral* agissait sur le *physique*. On se contentait de remarquer les faits, on en exprimait sa surprise, et voilà tout. Nous avons fortement appuyé (sans nous attribuer l'honneur de l'invention) pour faire comprendre que cette influence ne reconnaissait pas d'autres causes que l'influence cérébrale ; que le cerveau étant fortement modifié par les passions, il modifiait à son tour tous les organes auxquels il portait l'action et le sentiment. Les modifications qu'il éprouve par les sens extérieurs, l'ouïe (la *musique*, etc.), la vue, l'odorat, le goût, le toucher, celles qu'il reçoit par le sommeil, l'exercice de la sensibilité, de l'intelligence, et par les passions de tous les genres, se font incontestablement sentir dans tout l'organisme. Il est impossible de nier ces faits évidents, les auteurs en fourmillent; il n'est personne qui n'en ait été témoin, et peu de gens qui n'aient éprouvé eux-mêmes quelques-uns de ces effets. *Comment les effets du magnétisme si singuliers, si profonds, si énergiques sur le cerveau, seraient-ils sans action sur l'économie animale?* Cela n'est pas possible par le raisonnement, et c'est bien plus incontestable encore par l'expérience.

Mais quelle sera cette puissance thérapeutique? Les expériments qu'on a tentés l'ont-ils été par des gens sans intérêt, sans prévention, animés du seul désir de secourir leurs semblables? Ces personnes étaient-elles assez éclairées, assez philosophes pour être à l'abri de toute espèce de séduction, d'illusions ou de déceptions? étaient-elles assez probes pour qu'un motif honteux ou vil ne les ait pas dirigées? *Il faut l'avouer, dans les recherches magnétiques, comme dans la médecine et même dans les autres sciences, le charlatanisme le plus effronté s'est introduit; il s'est emparé des découvertes, il a fondé sur elles les plus méprisables spéculations et a de la sorte éloigné les bons esprits, les gens d'honneur, de la recherche de la vérité.*

De misérables charlatans, ne cherchant qu'à faire des dupes, ont donc spéculé sur le magnétisme animal. D'un autre côté, il faut l'avouer encore, la plupart des personnes qui se livraient à cette espèce de travaux, étaient des gens du monde, dépourvus de connaissances dans les sciences physiques; capables de se laisser enthousiasmer, et même de se laisser surprendre. On conçoit facilement que le vil intérêt des uns et l'ignorance des autres ne durent pas être très-propres à propager le magnétisme, à persuader les médecins et les vrais savants de son efficacité. Mais si des fripons et des dupes se sont rencontrés parmi les partisans du magnétisme, combien d'hommes d'honneur, de vrais philanthropes, d'hommes pleins d'esprit, de lumière, exempts de prévention, n'ont-ils pas cherché sincèrement à s'instruire de la vérité? et ne nous ont-ils pas transmis avec candeur une multitude de faits qui devaient au moins faire élever des doutes, solliciter un examen sérieux, au lieu de leur attirer des risées, le mépris et les sarcasmes de ceux qui se prétendaient les seuls philosophes?

La philanthropie, le désir d'être utile à son semblable souffrant, a sans doute fait exagérer la puissance du magnétisme. Le charlatanisme, passion aussi vile que la première est louable, a aussi, dans un autre but, beaucoup exagéré cette puissance. Mais cette puissance existe, elle est indubitable ; c'est au médecin de l'étudier sans prévention ; c'est au médecin d'en poser les justes bornes. L'influence directe de ce nouvel agent sur le système nerveux me porte à croire que son action doit d'abord s'exercer efficacement dans les maladies nerveuses et principalement dans les maladies nerveuses générales. L'hystérie, l'hypocondrie, la mélancolie, la manie, l'épilepsie, la catalepsie, pourront en recevoir et en ont en effet reçu les influences les plus salutaires. Les spasmes de toute espèce, les crampes des muscles de la vie animale, les convulsions, une multitude de douleurs, les rhumatismes, certaines amauroses, quelques surdités, peut-être quelques paralysies, telles que celles qui succèdent à la colique de plomb, à une trop forte contraction musculaire, à l'exercice forcé d'un organe, les névralgies de tout genre, etc.; doivent éprouver de la part du magnétisme une modification quelconque. Dans ces affections diverses le système nerveux étant principalement lésé, et dans le magnétisme ce système étant surtout influencé, on conçoit facilement qu'on doit obtenir des résultats dignes d'attention. Aussi est-ce parmi ces maladies que les partisans des pratiques magnétiques affirment avoir obtenu les succès les plus surprenants. Il serait beaucoup trop long d'en citer des exemples; mais les annales du magnétisme sont surchargées de faits de cette espèce. Pour procéder avec sagesse, il faudrait bien se garder d'employer ce moyen sans distinction dans toutes les maladies que nous venons de citer. Toutes ne sont pas de la même nature, toutes ne reconnaissent pas les mêmes causes, et il est absurde de penser alors que le même moyen doive également réussir dans toutes. *Il n'existe pas de panacée, et nous ne prétendons pas que le magnétisme animal en soit une.* Ainsi, s'il est utile dans quelques circonstances, on peut craindre qu'il ne soit nuisible dans quelques autres. Pour éviter ce grave inconvénient, il faut étudier avec soin la nature de son action ; savoir si elle est excitante, débilitante, sédative, etc. Si l'on parvient à déterminer rigoureusement cette action physiologique, on l'emploiera dans les cas où la maladie réclame l'une ou l'autre de ces médications. Alors on procédera avec philosophie, on précisera les cas où l'on pourra s'en servir avec avantage ; on pourra être utile, du moins on cessera d'être nuisible.

Mais la puissance du magnétisme sera-t-elle bornée aux maladies du système nerveux? Nous savons que le cerveau étend son empire sur tous nos organes, sur toutes nos parties. Cet organe-roi, étant par ce moyen profondément modifié, ne peut-il pas à son tour opérer quelques changements avantageux dans un organe souffrant? en suspendant la douleur, ne produira-t-il pas d'abord un premier bienfait? La douleur étant suspendue, l'appel des fluides qu'elle détermine ne sera-t-il pas aussi suspendu? les matériaux de congestion, d'irritation, d'engorgement, que ces fluides apportent, et qui augmentent le mal local, parce que l'effet augmente la cause, ne cesseront-ils pas alors d'arriver? Ne s'opposera-t-on pas de cette manière aux progrès ultérieurs du mal, et ne favorisera-t-on pas sa résolution? Nous supposons seulement la douleur suspendue, et cet effet est incontestable, et déjà nous voyons que les résultats sont immenses : que sera-ce si les expériences physiologiques prouvent d'une manière incontestable que le magnétisme active l'absorption interstitielle? Ainsi dans les maladies aiguës et même dans les maladies chroniques, l'action magnétique peut produire des effets heureux. Des expériences ou plutôt des observations devraient être entreprises avec prudence et discernement, et poursuivies avec persévérance par des médecins instruits, zélés pour le bien de l'humanité, afin de préciser le degré d'utilité auquel le magnétisme peut atteindre. Nous pensons donc qu'exercé directement sur un malade, il peut, dans quelques cas, lui être favorable.

Les extraits ci-dessus que nous avons pris dans l'article du savant et honoré docteur Rostan, suffisent pour prouver aux personnes de bonne foi, que nous ne sommes pas tombé dans l'exagération, en sacrifiant notre temps et notre santé au soulagement ou à la guérison des malades, pour la plupart réputés incurables.

D'autre part, nous sommes surtout encouragé et soutenu dans notre œuvre, par le concours effectif de plusieurs médecins.

De plus, pour répondre à toutes les objections possibles sur la valeur thérapeutique, physiologique ou physique du magnétisme humain, 1° nous donnons des soirées expérimentales; 2° nous faisons des cours de magnétisme; 3° nous avons un dispensaire peu onéreux pour les personnes peu fortunées; 4° nous traitons les malades par la magnétisation directe; 5° et à l'aide d'une somnambule nous démontrons les phénomènes divers de la lucidité magnétique.

I

Soirées expérimentales

Pour faire partager nos convictions à ceux qui nieraient ou qui douteraient de la puissance du magnétisme, nous donnons chez nous, 23, rue Godot-de-Mauroi, des soirées expérimentales, gratuites, auxquelles nous invitons les personnes qui veulent bien nous en faire la demande, verbalement ou par lettre.

Nous faisons, également, des séances expérimentales à domicile. Les personnes qui désireraient s'entendre, à ce sujet, nous trouveront tous les jours, de une heure à deux heures.

II

Cours théorique et pratique de magnétisme

Dans ce cours, nous démontrons toutes les méthodes pratiquées jusqu'à ce jour, sous le nom de — mesmérisme, hypnotisme, électro-biologie, phrénomagnétisme, et même magie, etc., etc., — et nous indiquons la loi générale qui détermine leurs phénomènes particuliers.

Comme complément du cours, les élèves ont le droit d'assister aux magnétisations de notre dispensaire, et à toutes nos soirées expérimentales.

III

DISPENSAIRE MAGNÉTIQUE

Fondé en 1862

SIÉGE PROVISOIRE

23, RUE GODOT-DE-MAUROI, 23

—

Consultations médicales tous les mercredis, de midi à deux heures.

Le prix de ces consultations est de 1 fr.

Magnétisations tous les lundis, mercredis et vendredis, de huit heures à dix heures du soir.

On n'est admis à ce traitement que sur la présentation d'une ordonnance de médecin qui prescrit le magnétisme, le massage, l'électricité, etc., ou après avoir été examiné par le médecin spécial du dispensaire (tous les mercredis, de midi à deux heures).

Le prix de ce traitement est de 20 fr. par mois, payable d'avance.

IV

Traitement particulier

Simple et sincère vulgarisateur de la grande vérité dont l'immortel Mesmer a doté le genre humain, et professant en médecine l'éclectisme le plus complet, nous admettons tous les traitements auxiliaires qui peuvent faciliter les bons effets du nôtre. Souvent des malades dont la cure n'a pu s'opérer par l'une ou par l'autre des méthodes médicales en vogue dans ce moment, guérissent facilement, en complétant le traitement médical, tantôt par le magnétisme direct, tantôt par le massage, tantôt par l'électro-biologie ou encore par l'électro-magnétisme humain.

L'expérience nous a aussi démontré, que quelquefois le magnétisme seul produit peu ou pas d'effet, alors nous ne craignons pas d'invoquer le secours de la médecine appliquée simultanément avec le magnétisme, et nous pouvons affirmer, en toute conscience, avoir guéri plus d'un malade, qui n'aurait pu l'être sans la réunion de ces deux moyens.

Si, enfin, la maladie résiste à ces moyens de médication, nous avons recours à la lucidité somnambulique, qui a également réussi à nous éclairer dans bien des cas désespérés.

V

Somnambulisme

Mme CANELLE

Somnambule naturelle, voyante et sensitive.

Consultations tous les jours, de midi à cinq heures, sous la direction de M. Canelle, professeur de magnétisme, etc., etc.

Consultations en ville et par correspondance.

INSTRUCTION PRATIQUE

à l'usage

Des personnes qui désirent consulter Mme CANELLE

Lorsque la consultation est donnée par correspondance, le consultant doit indiquer le sujet de la consultation et envoyer soit une mèche de cheveux, coupés aussi fraîchement que possible, soit un morceau de flanelle ou de linge ayant été appliqué à nu sur l'estomac pendant quelques heures, soit une lettre ou de l'écriture aussi récente qu'il se peut, de la personne pour ou sur laquelle il désire consulter.

Quand il s'agit d'une recherche, on doit apporter

ou envoyer des effets ou des objets qui ont touché la personne ou la chose, sur laquelle on veut avoir des renseignements.

Bien que la remise d'un objet semblable soit utile dans tous les cas, elle n'est point d'une rigueur absolue, dans les consultations verbales.

Dans les consultations pour maladie, à défaut du malade lui-même, Mme Canelle préfère des cheveux ou du linge comme il est dit ci-dessus.

Recommandation expresse :

Il faut toucher le moins possible les objets qui doivent servir aux consultations.

Toute demande de consultation par correspondance doit être, ainsi que les mandats de poste, adressée franco à M. Canelle, 23, rue Godot-de Mauroi.

TABLE

AVIS

M. Canelle est visible tous les jours, de une heure à deux heures, pour les personnes qui désireraient s'entendre sur un traitement particulier à suivre soit chez lui ou à leur domicile, ou pour tous autres renseignements.

Les personnes qui auraient le désir d'assister à des soirées expérimentales de magnétisme, sont priées d'en faire la demande, verbalement ou par lettre, à M. Canelle, 23, rue Godot-de-Mauroi.

Ces soirées sont gratuites.

Les lettres non affranchies sont refusées.

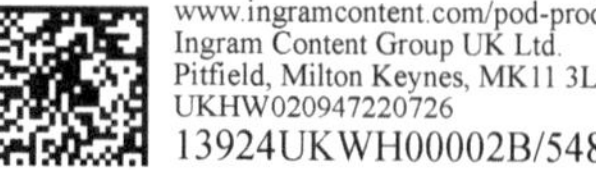

www.ingramcontent.com/pod-product-compliance
Ingram Content Group UK Ltd.
Pitfield, Milton Keynes, MK11 3LW, UK
UKHW020947220726
13924UKWH00002B/548